Aliyu Abdullahi Isyaku

IMPACTO DO EXTRACTO DE FOLHAS DE ADANSONIA DIGITATA

Aliyu Abdullahi Isyaku

IMPACTO DO EXTRACTO DE FOLHAS DE ADANSONIA DIGITATA

SOBRE A SECREÇÃO GÁSTRICA INDUZIDA PELA INDOMETACINA EM RATOS WISTAR. O POTENCIAL TERAPÊUTICO DO EXTRACTO DE FOLHAS DE BAOBÁ

ScienciaScripts

Imprint
Any brand names and product names mentioned in this book are subject to trademark, brand or patent protection and are trademarks or registered trademarks of their respective holders. The use of brand names, product names, common names, trade names, product descriptions etc. even without a particular marking in this work is in no way to be construed to mean that such names may be regarded as unrestricted in respect of trademark and brand protection legislation and could thus be used by anyone.

Cover image: www.ingimage.com

This book is a translation from the original published under ISBN 978-620-8-01182-6.

Publisher:
Sciencia Scripts
is a trademark of
Dodo Books Indian Ocean Ltd. and OmniScriptum S.R.L publishing group

120 High Road, East Finchley, London, N2 9ED, United Kingdom
Str. Armeneasca 28/1, office 1, Chisinau MD-2012, Republic of Moldova, Europe
Printed at: see last page
ISBN: 978-620-8-08255-0

PREFÁCIO

Nesta revisão do livro, investigámos exaustivamente os potenciais efeitos gastroprotectores do extrato aquoso das folhas de Adansonia digitata, explorando os possíveis mecanismos do extrato na supressão das hipersecreções do suco gástrico, que é o índice potencial de causar ulceração péptica.Das utilizações tradicionais como remédios à base de plantas na África subsariana, passámos às provas pré-clínicas, discutindo criticamente os estudos in vitro centrados em extractos de plantas e mesmo em fitoquímicos isolados com potencial antiulcerogénico.

Por último, foi também abordada a questão do perfil de segurança do extrato desta planta. O presente livro é composto por cinco capítulos que explicam sucintamente o seguinte

***Capítulo I:** Este capítulo apresenta os antecedentes e os objectivos do livro no que diz respeito ao âmbito da investigação e às suas hipóteses.*

***Capítulo Dois:** Este capítulo contém a revisão da literatura existente e os conceitos básicos das investigações anteriores relativamente às tendências do tema da investigação.*

***Capítulo III:** Este capítulo explica os materiais e a metodologia do trabalho de investigação deste livro e as preparações de extractos aquosos.*

***Capítulo IV:** Este capítulo explica os resultados obtidos durante o trabalho de investigação e discute-os extensivamente com as investigações anteriores de apoio.*

***Quinto capítulo:** Este capítulo apresenta as conclusões, as recomendações e a contribuição para o conhecimento com base nos resultados da investigação atual.*

Esperamos que aprecie a leitura deste livro sobre o nosso trabalho de investigação com o objetivo de obter alternativas à terapêutica da úlcera devido às reacções adversas dos medicamentos, consideravelmente dispendiosas. Por conseguinte, a descoberta de agentes naturais que se acredita serem seguros, eficazes e acessíveis é essencial para a terapia da úlcera.

ÍNDICE DE CONTEÚDOS

RESUMO

Antecedentes: *As células parietais segregam ácido clorídrico a uma concentração de aproximadamente 160 mmol/L ou pH 0,8. Os principais estimulantes das secreções ácidas são a histamina, libertada pelas células do tipo enterocromafins (ECL), a gastrina, libertada pelas células G e a acetilcolina (ACh), libertada pelos neurónios entéricos pós-ganglionares. Existem várias condições pouco frequentes em que a secreção de ácido gástrico é anormalmente elevada e se desenvolvem úlceras. O objetivo deste estudo é determinar os efeitos gastroprotectores do extrato aquoso de folhas de Baobá (Adansonia digitata l.) na secreção gástrica induzida pela indometacina em ratos Wistar.*

Métodos: *Um total de 30 ratos foram distribuídos aleatoriamente em seis grupos de cinco ratos Wistar cada. O Grupo 1 serviu de controlo e recebeu apenas água destilada, o Grupo 2 serviu de grupo ulcerado e recebeu 50mg/kg de indometacina (IND), o Grupo 3 recebeu 100mg/kg de cimetidina (CMD) durante 14 dias antes da indução da úlcera, os Grupos 4, 5 e 6 receberam 100mg/kg, 150mg/kg e 200mg/kg de extrato aquoso de A. digitata l. (A.D) durante 14 dias antes da administração de IND, respetivamente. A IND (50mg/kg) foi administrada intraperitonealmente a cada grupo após 48 horas de jejum para induzir a secreção gástrica. No final da experiência, a porção pilórica do estômago foi ligada e, após 5 horas, os estômagos foram abertos ao longo da curvatura maior e o suco gástrico foi recolhido. Também foram determinados o pH gástrico, a acidez total, o volume do suco gástrico e a concentração de pepsina. Os dados foram analisados utilizando o IBM SPSS versão 22.*

Resultados: *O pré-tratamento com CMD e extrato aquoso de folhas de A.D. aumenta significativamente o pH gástrico ($P<0,05$) em comparação com os controlos. A acidez total e a concentração de pepsina foram significativamente reduzidas ($P<0,05$) em ratos pré-tratados com CMD e*

Os grupos de extrato A.D. foram comparados com os controlos, respetivamente. Com uma dose baixa (100mg/kg AD) do extrato, verificou-se um aumento significativo ($P<0,05$) do volume do suco gástrico em comparação com os controlos.

Conclusão: *O extrato aquoso de A.D diminui significativamente os efeitos dos factores agressivos no suco gástrico, o que conclui o efeito gastroprotector do extrato.*

Palavras chave: *Adansonia digitata l., secreção gástrica induzida por indometacina, ligadura pilórica, ratos Wistar.*

LISTA DE ABREVIATURAS

ACh- Acetylcholine

AD- *Adansonia digitata l.*

ANOVA- Analysis of variance

COX- Cyclooxygenase

COX-1 Cyclooxygenase-1.

CCK- Cholecystokinin

cAMP- Cyclic adenosine monophosphate

ECL- Entrochrommafin like cells

GI- Gastrointestinal

mRNA- Messenger ribonucleic acid

NaOH- Sodium hydroxide

NO- Nitric oxide

NSAIDs- Non-steroidal anti-inflammatory drugs

PUD- Peptic ulcer disease

PGs- Prostaglandins

PGE2- Prostaglandin E2

PACAP- Pituitary adenylate cyclase activating polypeptide

SD- Standard deviation

SPSS- Statistical package of social science

CAPÍTULO UM

INTRODUÇÃO

As células parietais são células epiteliais altamente especializadas, com caraterísticas morfológicas distintas que suportam sua função secretora de ácido (Kopic et al., 2010). Em estado de repouso, a membrana plasmática apical apresenta pequenas invaginações ou canalículos que se projetam por todo o interior da célula e se interconectam (Arin et al., 2017). O citoplasma contém abundantes estruturas membranares denominadas tubulovesículas ricas em H^+/K^+-ATPase, a bomba de protões responsável pela extrusão de protões durante a secreção ácida Duman et al. (2002). A H^+/K^+-ATPase troca um ião de hidrogénio intracelular por um ião de potássio exracelular, consumindo ATP no processo. A extrusão sustentada de protões requer a ocorrência de dois outros processos de transporte de iões na membrana plasmática apical das células parietais (Sidani et al., 2007). Um deles é a secreção de cloreto, que é necessária para manter a electroneutralidade durante a secreção ácida (Xu et al., 2008). A outra é a reciclagem de potássio, necessária para evitar a depleção luminal de potássio, que prejudicaria a atividade da H^+/K^+-ATPase (Heitzmann e Warth, 2007). Pensa-se que o ácido acede ao lúmen através de canais na camada de muco criados pelas pressões hidrostáticas intra-glandulares relativamente elevadas geradas durante a secreção, aproximadamente 17 mm Hg (Johansson et al., 2001). O ácido facilita a digestão das proteínas e a absorção de ferro, cálcio e vitamina B-12, bem como previne as infecções bacterianas e entéricas (Schubert e Shamburek, 1990). No entanto, quando os níveis de ácido (e pepsina) ultrapassam os mecanismos de defesa da mucosa, surgem úlceras (Dufresne et al., 2006). Para evitar estes danos, o ácido gástrico tem de ser regulado com precisão, o que é conseguido através de uma interação altamente coordenada da via neural através da libertação de acetilcolina de 3 neurónios entéricos pós-ganglionares, hormonal através da secreção de gastrina das células G, e vias parácrinas através da histamina libertada pelas células do tipo enterocromafins (ECL) (Yakabi et al., 2006). O baobá (Adansonia digitata linn.), uma planta arbórea pertencente à família das Malvaceae, está presente em todas as regiões quentes e secas da África tropical (De Caluwe et al., 2010). As folhas em pó são utilizadas como agente anti-asmático e são conhecidas por terem anti-histamínicos (De Caluwe et al., 2010). As folhas, a casca, as raízes, a polpa e as sementes são utilizadas para múltiplos fins medicinais em muitas partes de África e verificou-se que apresentam propriedades medicinais interessantes, incluindo atividade antioxidante, pré-biótica, anti-inflamatória, analgésica, antipirética, antidiarreica e anti-disentérica (Sanchez et al., 2011). Foram realizados vários estudos sobre o desenvolvimento de um amplo espetro de medicamentos anti-úlcera, como inibidores da bomba de protões (omeprazol, lansoprazol, pantoprazol), anti-ácidos (triciclo de magnésio, hidróxido de alumínio), análogos das prostaglandinas (misoprostol, sucralfato), antibióticos (claritromicina, amoxicilina, metronidazol), anticolinérgicos e antagonistas dos receptores de histamina (cimetidina, ranitidina), antioxidantes sintéticos (dubinol, benzoato de sódio) (Aseeri et al., 2008; Asai et al., 2011; Ashraf et al., 2012 e Idowu et al., 2021). No entanto, a maioria destes medicamentos tem reacções adversas como arritmias, ginecomastia, alterações hemopoiéticas e são consideravelmente caros (Bech et al., 2000). Daí a necessidade de procurar agentes alternativos e eficazes com menos efeitos colaterais, maior disponibilidade, acessibilidade, eficácia e segurança (Antonisamy et al., 2014), portanto, descobrir agentes naturais, que se acredita serem seguros, eficazes e acessíveis, ainda é muito essencial para a terapia de úlceras (Bhattacharya et al., 2007).

CAPÍTULO DOIS

REVISÃO DA LITERATURA

2.1 Baobá (Adansonia digitata l.)

O baobá (Adansonia digitata) é uma planta arbórea pertencente à família das Malvaceae, muito difundida nas regiões quentes e secas da África tropical (De Caluwe et al., 2010). É uma árvore de folha caduca, maciça e majestosa, com até 25 m de altura, que pode viver centenas de anos (Gebauer et al., 2002). O tronco é inchado e robusto até 10 m de diâmetro, muitas vezes contrafortado; geralmente afunilado. Os ramos são grandes e distribuídos irregularmente, a casca é lisa, castanha avermelhada a cinzenta, macia e fibrosa (Gebauer et al., 2002). O tamanho total das folhas maduras pode atingir um diâmetro de 20 cm (Sidibe e Williams, 2002). A polpa do fruto maduro aparece naturalmente desidratada, em pó, de cor esbranquiçada e com um sabor ligeiramente ácido (Vertuani et al., 2002). As folhas, a casca e o fruto de Adansonia digitata são usados como alimento e para fins medicinais em muitas partes de África (Sidibe e Williams, 2002). No Sahel, por exemplo, a folha de baobá é um ingrediente básico que os Hausas utilizam para fazer a sopa "miyan kuka". As folhas em pó são utilizadas como agente anti-asmático e são conhecidas por terem anti-histamínicos (De Caluwe et al., 2010). As folhas também são usadas tradicionalmente para tratar uma grande variedade de condições, incluindo fadiga, como um tónico, e para picadas de insectos, vermes da Guiné e dores internas, disenteria, doenças do trato urinário, oftalmia e otite em algumas partes de África (Sidibe e Williams, 2002). De acordo com Nordeide et al., (1996), as folhas de baobá são uma fonte potencial de proteínas a serem usadas para complementar o perfil de aminoácidos para melhorar a qualidade geral das proteínas da dieta local (Boukari et al., 2001). As folhas de baobá também são fontes significativas de minerais (Lockett et al., 2000; Boukari et al., 2001). Alguns estudos relataram que as folhas de Adansonia digitata são uma fonte importante de ferro (Sidibe e Williams, 2002), e têm um teor mais elevado de ferro em comparação com muitos outros alimentos selvagens colhidos, e são uma fonte rica de cálcio (Lockett et al., 2000). Vertuani et al., (2002), também mostraram que as folhas de baobá possuem propriedades anti-oxidantes.

2.2 Descrição taxonómica.

Reino: Plantae Divisão: Tracheophyta Classe: Magnoliopsida Ordem: Malvales
Família: Malvaceae Género: Adansonia Espécie: digitata
Nome botânico: Adansonia digitata; (Rahul et al., 2015).

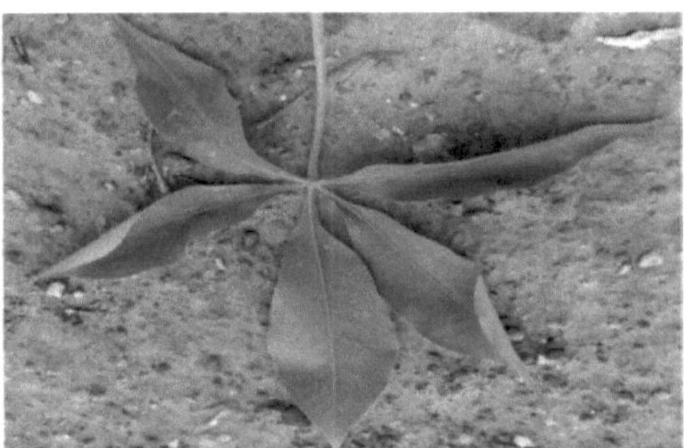

Figura 2.1: Folha de baobá (Rahul et al., 2015).

2.3 PROPRIEDADES MEDICINAIS DA ADANSONIA DIGITATA L.

2.3.1 Propriedades anti-oxidantes

Como resultado do seu elevado teor natural de vitamina C, a polpa do fruto do baobá tem uma capacidade antioxidante bem documentada (Blomhoff et al., 2010; Brady, 2011). Verificou-se que o fruto do baobá tem o teor mais elevado de vitamina C, com 280 a 300 mg/100 g, de todos os frutos investigados, em comparação com um teor de vitamina C de 46 mg/100 g nas laranjas (Vertuani et al., 2002). Verificou-se que a polpa do fruto do baobá tem propriedades antioxidantes interessantes; em particular, o valor da Capacidade Antioxidante Integral (IAC) da polpa do fruto do baobá (11,1 mmol/g de peso fresco) foi superior ao da polpa da laranja (0,3 mmol/g de peso fresco) (Vertuani et al., 2002). O elevado teor de vitamina C e de antioxidantes da polpa do fruto pode ter um papel a desempenhar no prolongamento do prazo de validade de alimentos e bebidas, bem como de cosméticos (Brady, 2011). Um estudo conduzido por Afolabi e Popoola, 2005, relatou que a indústria alimentar/bebidas poderia introduzir a polpa do fruto do baobá nos alimentos para atuar como um ingrediente conservante ao impedir a oxidação dos lípidos nos alimentos.

2.3.2 Propriedades anti-inflamatórias e analgésicas

Um estudo concluiu que a polpa do fruto do baobá tem propriedades anti-inflamatórias semelhantes às da fenilbutazona utilizada como padrão em ratos (Ramadan et al., 1993). De acordo com Brady, (2011), verificou-se que 800 mg/kg de extrato aquoso de polpa de baobá produz efeitos comparáveis e duradouros com os medicamentos clássicos - equivalente a 15 mg/kg de efeito anti-inflamatório da fenilbutazona. Esta atividade pode ser atribuída à presença de esteróis, saponinas e triterpenos no extrato aquoso (Brady, 2011). Os estudos mostraram que 800 mg/kg de extrato aquoso de polpa de baobá produzem efeitos comparáveis aos dos medicamentos clássicos - equivalente a 50 mg/kg de efeito analgésico do ácido acetilsalicílico (Khan et al., 2006).

2.3.3 Atividade antimicrobiana

Um meio ácido, como o criado pela adição de pó de polpa de baobá à fermentação de tempe, pode impedir o crescimento de bactérias patogénicas como Salmonella sp., Bacillus sp. e Streptococcus sp. (Afolabi e Popoola, 2005). Além disso, concentrações crescentes de polpa de baobá em pó levaram a um aumento da população de bactérias do ácido lático (De Caluwe et al., 2010). Este facto é benéfico para os consumidores, uma vez que a maioria das espécies de bactérias do ácido lático não são tóxicas e têm sido relatadas como produtoras de uma enzima que decompõe os oligossacáridos da soja (principal componente do tempe) nos seus constituintes mono e dissacáridos (De Caluwe et al., 2010). A presença de bactérias de ácido lático na tempe preparada como está a ser feito localmente na Nigéria não só melhorará a digestibilidade da tempe, mas também prolongará o prazo de validade do produto devido aos atributos conservantes das bactérias de ácido lático (Afolabi e Poppola, 2005). Verificou-se alguma atividade antibacteriana contra Staphylococcus aureus, Streptococcus faecalis, Bacillus subtilis, Escherichia coli e Mycobacterium phlei (Anani et al., 2000). As cascas do caule e da raiz do baobá contêm constituintes bioactivos que são responsáveis pela atividade antimicrobiana dos extractos aquosos e etanólicos brutos (De Caluwe et al., 2010).

2.3.4 Atividade antipirética.

Diz-se que os indivíduos infectados com malária em África, na Índia, no Sri Lanka e nas Antilhas consomem um puré contendo casca de baobá seca como febrífugo para tratar a febre associada a esta doença (Wickens e Lowe, 2008; Brady, 2011). A polpa e as sementes do fruto também são muito utilizadas pelas suas propriedades antipiréticas (Wickens e Lowe, 2008). Também se demonstrou que a polpa do fruto do baobá reduz a temperatura corporal elevada sem afetar a temperatura corporal normal (Ramadan et al., 1993). Num estudo realizado por Ramadan et al. (1993), a Adansonia digitata l. foi testada in vivo para determinar a atividade biológica antipirética da polpa do fruto em ratos. Os resultados mostram que houve uma redução acentuada de 1,94°C na temperatura dos ratos a quem foi administrado um extrato aquoso de baobá de 800 mg/mL, em comparação com uma redução de 0,42°C para o grupo de controlo. A atividade antipirética do extrato assemelha-se à normalmente induzida pela dose padrão de ácido acetilsalicílico (AAS) administrado em ratos hipertérmicos (Kabore et al., 2011).

2.4 UTILIZAÇÕES DO BAOBÁ (ADANSONIA DIGITATA L.)

2.4.1 Frutos: O fruto da A. digitata l. é a parte mais útil da árvore, servindo como fonte de alimento para uma grande parte da população rural (Asogwa et al., 2021). A polpa seca pode ser moída para obter um pó, depois dissolvida em água ou leite para dar uma bebida com um sabor caraterístico semelhante ao da toranja, pera ou baunilha (Caluwe et al., 2010). A bebida láctea pode ser obtida utilizando apenas a polpa seca ou a partir de uma mistura de polpa e farinha de um cereal (Digitaria exilis) (Gebauer e Luedeling, 2013). Industrialmente ou em casa, a polpa pode ser utilizada como espessante na preparação de diferentes tipos de bebidas, incluindo batidos, sumos, compotas e gelados (Gebauer et al., 2002), enquanto o fruto também pode ser utilizado como agente de coagulação (Gebauer e Luedeling, 2013). A polpa tem sido utilizada como tempero em pratos tradicionais e pode também servir como aperitivo (Ajayi et al., 2003).

2.4.2 Folhas: A utilização das folhas do baobá africano é comum entre os africanos, especialmente os habitantes das regiões centrais de África (Gebauer et al., 2002), servindo como fonte de alimento (Rashford, 2018). As folhas são normalmente recolhidas durante as estações das chuvas e secas para utilização posterior (Rashford, 2018). As folhas imaturas são normalmente cozinhadas e utilizadas como alimentos semelhantes aos espinafres. Também podem ser secas, moídas e utilizadas como molhos em papas, papas grossas de cereais ou arroz (De Caluwe et al., 2010). Na parte norte da Nigéria, as folhas são utilizadas na preparação de Miyan kuka, uma sopa consumida localmente entre a tribo Hausa da Nigéria (Caluwe et al., 2010).

2.4.3Sementes: As sementes de baobá africano podem ser consumidas frescas ou moídas até se transformarem numa farinha que pode ser utilizada em preparações de sopas ou guisados como espessantes (Sidibe e Williams, 2002). As sementes também podem ser torradas e comidas como petisco ou moídas numa pasta para serem usadas como agentes aromatizantes ou cozidas (Nnam e Obiakor, 2003), fermentadas e secas para serem usadas mais tarde também como agente aromatizante (Asogwa et al., 2021).

2.5 SECREÇÃO DE ÁCIDO GÁSTRICO

As células parietais são células epiteliais altamente especializadas, com caraterísticas morfológicas distintas que suportam a sua função de secreção de ácido (Kopic et al., 2010). Em estado de repouso, a membrana plasmática apical apresenta pequenas invaginações ou canalículos que se projetam por todo o interior da célula e se interconectam (Arin et al., 2017). O citoplasma contém abundantes estruturas membranares denominadas tubulovesículas ricas em H+/K+-ATPase, a bomba de protões responsável pela extrusão de protões durante a secreção ácida (Duman et al., 2002). As tubulovesículas fundem-se com a membrana plasmática apical após a ativação da secreção ácida, pelo que a morfologia da célula sofre uma alteração dramática, com canalículos alargados e microvilosidades mais longas (Forte e Yao, 1996; Forte et al., 1997). A H+/K+-ATPase troca um ião de hidrogénio intracelular por um ião de potássio exracelular, consumindo ATP no processo. A extrusão sustentada de protões requer a ocorrência de dois outros processos de transporte de iões na membrana plasmática apical das células parietais (Sidani et al., 2007). Um deles é a secreção de cloreto, que é necessária para manter a electroneutralidade durante a secreção ácida (Xu et al., 2008). A outra é a reciclagem de potássio, necessária para evitar a depleção luminal de potássio, que prejudicaria a atividade da H+/K+-ATPase (Heitzmann e Warth, 2007). O potássio tem de entrar no lúmen através de canais ou transportadores, mas a via exacta que o potássio percorre ainda não foi elucidada. Os canais ou transportadores de potássio incluem o canal de potássio controlado por voltagem KCNQ1 (Heitzmann e Warth, 2007), vários membros da família dos canais de potássio retificadores internos (Kir) (Malinowska et al., 2004; Kaufhold et al., 2008) e o cotransportador K-2Cl KCC4 (Fujii et al., 2009). O transporte iónico basolateral também é necessário para a secreção de ácido. Estes processos compensam os iões segregados apicalmente e mantêm o pH intracelular através da secreção de iões de bicarbonato para o fluido extracelular (Kopic et al., 2010). Pensa-se que o ácido acede ao lúmen através de canais na camada de muco criados pelas pressões hidrostáticas intra-glandulares relativamente elevadas geradas durante a secreção, aproximadamente 17 mm Hg (Johansson et al., 2001). O ácido facilita a digestão das proteínas e a absorção de ferro, cálcio e vitamina B-12, bem como previne as infecções bacterianas e entéricas (Schubert e Shamburek, 1990). No entanto, quando os níveis de ácido (e pepsina) ultrapassam os mecanismos de defesa da mucosa, surgem úlceras (Dufresne et al., 2006). Para evitar estes danos, o ácido gástrico tem de ser regulado com precisão, o que é conseguido através de uma interação altamente coordenada de vias neurais, hormonais e parácrinas (Yakabi et al., 2006). Estas vias podem ser activadas diretamente por estímulos com origem no cérebro ou reflexivamente por estímulos com origem no estômago, como a distensão, as proteínas e o ácido (Schubert e Peura, 2008).

2.5.1 ESTIMULANTE DAS SECREÇÕES ÁCIDAS GÁSTRICAS

i. Histamina

A histamina é segregada pelas células enterocromafins (ECL) e actua nas células parietais adjacentes, sendo provavelmente o mais potente indutor da secreção ácida (Arin et al., 2017). As células ECL libertam histamina em resposta à gastrina e a sinais neuronais (Colgan e Eltzschig, 2012). Os neurónios do ENS (Sistema Nervoso Entérico) também segregam o polipeptídeo ativador da adenilato ciclase pituitária (PACAP), um neuropeptídeo que se liga a um recetor de superfície das células ECL e induz a secreção de histamina (Sandvik et al., 2001). A histamina actua nas células parietais através do recetor H_2 , um GPCR (receptores acoplados à proteína G) que induz uma ativação dependente de Gs da adenilato ciclase e um aumento do AMPc (monofosfato de adenosina cíclico) e um aumento dependente de Gq dos níveis de cálcio (Hill et al., 1997). O cálcio tem um efeito positivo na secreção ácida, assim como o AMPc, que ativa a proteína quinase A (PKA) que, por sua vez, desencadeia uma cascata de fosforilação que ativa vários efectores a jusante, levando à translocação da H+/K+-ATPase para a membrana apical (Yao e Forte, 2003). Dado o papel central da histamina na secreção ácida, o recetor H_2 tornou-se um alvo farmacológico de interesse; foram desenvolvidos antagonistas do H_2 que previnem a doença do refluxo gastroesofágico, embora outros fármacos, como os inibidores da bomba de protões, se tenham revelado mais eficazes (Khan et al., 2007).

ii. Gastrina.

A gastrina é uma hormona peptídica produzida pelas células G, presentes no antro gástrico. É libertada em resposta a uma variedade de estímulos (Arin et al., 2017). Os aminoácidos e as aminas presentes no lúmen gástrico podem estimular a libertação de gastrina através de receptores sensíveis ao cálcio, pelo que as células G podem responder diretamente à chegada de alimentos (Goo et al., 2010). Também recebem estimulação direta dos neurónios do ENS, que libertam ACh e o péptido libertador de gastrina após a entrada do nervo vago (Debas e Carvajal, 1994). Por outro lado, a somatostatina parácrina que chega das células D próximas representa o sinal inibitório mais importante para a secreção de gastrina (Zavros et al., 2003). A gastrina viaja na corrente sanguínea e promove direta e indiretamente a secreção ácida, actuando nas células ECL e nas células parietais ao ligar-se ao recetor tipo 2 da colecistoquinina (CCK) (Kulaksiz et al., 2000). As células ECL respondem através da secreção de histamina, que induz potentemente a secreção de ácido pelas células parietais (Zavros et al., 2003). Esta cascata de ativação é normalmente designada por eixo gastrina-histamina (Arin et al., 2017). A gastrina pode induzir a ativação da H+/K+-ATPase diretamente nas células parietais (Hills et al., 1996), uma análise de células parietais isoladas indicou que a ativação da CCK2 pela gastrina induz um aumento do cálcio intracelular, o que pode induzir a translocação da H+/K+-ATPase para a membrana apical de forma semelhante à indução colinérgica (Cabero et al., 1992).

iii. Acetilcolina (ACh).

Os receptores muscarínicos nas células parietais são do subtipo M3 (Schubert e Peura, 2008). Tal como os receptores CCK2, os receptores M3 estão associados à ativação da fosfolipase C, com produção de inositol trisfosfato e libertação de cálcio intracelular (Kajimura et al., 1992). A ACh também estimula a secreção ácida indiretamente através da ativação dos receptores M2 e M4 nas células D, associada à inibição da secreção de somatostatina, removendo assim a restrição tónica exercida por este péptido sobre a gastrina, o ECL e as células parietais (Yamaji et al., 2007).

2.8 LESÕES DAS MUCOSAS INDUZIDAS PELA INDOMETACINA.

A indometacina (ácido 1-(p-clorobenzoil)-5-metoxi-2-metil-3-indolilacético) é habitualmente utilizada para reduzir a febre, a dor, a rigidez e o inchaço, além de ter uma ação anti-inflamatória, analgésica e antipirética (Lenik e Wardak, 2012). Funciona através da inibição da ação das prostaglandinas; além disso, é um medicamento potente com muitos efeitos secundários graves e não deve ser considerado um analgésico para dores ligeiras ou febre (Lenik e Wardak, 2012). O medicamento é mais bem utilizado como anti-inflamatório do que como analgésico (Lenik, 2012). Continua a ser amplamente utilizado na rigidez das articulações, na artrite e na obstetrícia para retardar as contracções uterinas (Lee et al., 2016). No entanto, provoca um potencial ulcerogénico agressivo tanto em animais como em seres humanos (Lee et al., 2016). A lesão da mucosa gástrica pela indometacina ocorre basicamente devido a um efeito local e/ou sistemático (Tastekin et al., 2018). A indometacina pertence aos AINEs (anti-inflamatórios não esteroides) e demonstrou inibir a síntese de prostanoides protetores na mucosa gástrica e duodenal, deixando a mucosa suscetível à ulceração subsequente pelo ácido gástrico (Garcia-Rayado et al., 2018). Os AINE iniciam a lesão da mucosa por via tópica devido às suas propriedades ácidas, bem como através do stress oxidativo e da geração de espécies reactivas de oxigénio (ROS) (Liu et al., 2016).

CAPÍTULO TRÊS

MATERIAIS E METODOLOGIA

3.1 Equipamentos/Materiais

Tubos de ensaio de plástico graduados utilizados para medir o volume do suco gástrico. Luvas cirúrgicas (tamanho 1) utilizadas para usar nas mãos durante a experiência. Kit de dissecação comercial (Labcon, EUA). Catgut crómico tamanho 1 (ANHUI KANGNING INDUSTRIAL, CO., CHINA). Seringa de 1 ml utilizada para administrar a anestesia. Canulla oral utilizada para a administração oral do extrato e da cimetidina. Seringa de 5 ml. Tábua de dissecação em madeira para montagem dos animais durante a ligadura pilórica. Gaiolas metálicas para animais com um comprimento, largura e altura de 43 cm, 34 cm e 13 cm, respetivamente. Algodão para limpeza do sangue. Gaiola construída com rede metálica elevada para o jejum dos animais com um comprimento, largura e altura de 54 cm, 38 cm e 34 cm, respetivamente. Medidor de pH digital (PH-P20F, China) utilizado para medir o pH do suco gástrico. Máquina de centrifugação de laboratório (India MART, Índia). Balança de pesagem (CAMRY, fabricada na China). Balança digital (FA 2004A, China). Recipientes de garrafas simples utilizados para guardar o suco gástrico para centrifugação. Béquer (50 ml). Espectrofotómetro (L.K.B. Biochrom ltrospect 4050).

3.2 Medicamentos e produtos químicos utilizados

1- O comprimido de cimetidina (Greenfield Pharmaceutical Company Limited, Jiangsu, China) foi dissolvido em água destilada e administrado numa dose de 100mg/kg por via oral.

2- Foi utilizada água destilada para dissolver a cápsula de indometacina e o extrato aquoso das folhas de Adansonia digitata l.

3- O hidróxido de sódio (NaOH) (BDH laboratory supplies poole England) foi utilizado para a preparação de NaOH 0,01N.

4- Foi utilizado pó de fenolftaleína (BDH laboratory supplies poole England) para preparar o indicador de fenolftaleína.

5- A caseína (BDH Chemicals Ltd poole England) em pó foi utilizada para a preparação de uma solução de caseína a 3%.

6- O ácido tricloroacético (Molychem Mumbai Índia) foi utilizado para a preparação de uma solução de ácido tricloroacético a 6%.

7- A cápsula de indometacina (DEVA Holding A.S Kucukcekmece/Istambul) foi dissolvida em água destilada e administrada numa dose de 50mg/kg por via intraperitoneal.

8- A injeção de cloridrato de cetamina (ROTEXMEDICA Alemanha) foi utilizada como anestesia.

3.2.1 Reagente

a. Solução de substrato de caseína a 3% (p/v)

Três gramas de caseína em pó foram dissolvidos em 100 ml de HCl 0,1N, depois fervidos durante 15 minutos e o volume foi reajustado para 100 ml com HCl 0,1N.

b. Solução de ácido tricloroacético a 6% (m/v)

Este foi preparado dissolvendo 6 gramas de cristais de ácido tricloroacético em 100 ml de água destilada.

3.3 RECOLHA, AUTENTICAÇÃO E TRATAMENTO DE FOLHAS

As folhas da árvore Adansonia digitata l. foram obtidas de um terreno agrícola situado em Chiranchi Tudu, sob a ala de Chiranchi, na zona governamental local de Kumbotso, no Estado de Kano, e foram apresentadas ao taxonomista Dr. Yusuf Nuhu para autenticação no Departamento de Biologia Vegetal. Foi atribuído à planta um número de acesso no herbário, BUKHAN 0036, e foi depositado no Departamento um documento comprovativo da amostra. Em seguida, 25 gramas de folhas foram lavadas e limpas para remover as impurezas presentes. Foram secas à sombra durante 5 dias.

3.4 Preparação dos extractos

As folhas secas foram transformadas em pó fino utilizando um almofariz e um pilão, sendo depois peneiradas com um pano de musselina e armazenadas em recipientes herméticos para utilização futura, tal como descrito por Mukhtar e Tukur (2000). Dez (10) gramas da amostra em pó foram embebidos em 1L de água destilada utilizando um agitador rotativo. A amostra foi filtrada com papel de filtro Whatman (tamanho 1) e o filtrado foi evaporado até à secura a 50 °C sob pressão reduzida com um Rotavapor Buchi durante 6 horas. O resíduo obtido foi então utilizado como extrato aquoso (Singh et al., 2014). O extrato foi dissolvido em água destilada nas várias concentrações desejadas (100mg/kg, 150mg/kg e 200mg/kg) antes de ser utilizado.

3.5 Análise fitoquímica

O rastreio fitoquímico das folhas de A. digitata l. foi testado pelos métodos qualitativos simples e padrão descritos por Evans, (2002) e Sofowora, (2008).

3.5.1 Rastreio de fitoquímicos

• **Teste para alcalóides:** Cerca de 0,5 g de cada extrato foi agitado com 5 ml de ácido clorídrico aquoso a 1% num banho de água; 1 ml do filtrado foi tratado com algumas gotas do reagente de Mayer e uma segunda porção de 1 ml foi tratada de forma semelhante com o reagente de Dragendorff. A turvação ou precipitação com qualquer um destes reagentes foi considerada como prova preliminar da presença de alcalóides no extrato (Evans, 2002).

• **Teste para terpenóides:** 5g da amostra da planta foram misturados com 2 ml de CHCl3 num tubo de ensaio. Adicionou-se cuidadosamente 3 ml de H2SO4 concentrado à mistura para formar uma camada, formando-se uma interface com uma coloração castanho-avermelhada se o constituinte terpenóide estiver presente (Sofowora, 2008).

• **Teste para flavonóides:** Algumas gotas de solução de NH3 a 1% foram adicionadas à amostra aquosa da planta num tubo de ensaio, observando-se uma coloração amarela para indicar a presença de flavonóides (Evans, 2002).

• **Teste para saponinas:** 5 g de amostra em pó da planta foram fervidos juntamente com 20 ml de água destilada num banho de água e depois filtrados. 10 ml da amostra filtrada foram misturados com 5 ml de água destilada num tubo de ensaio e agitados vigorosamente para obter uma espuma estável e persistente. A formação de espuma é observada para detetar a formação de uma emulsão que indica a presença de saponinas (Sofowora, 2008).

• **Teste de taninos (teste de cloreto férrico):** Cerca de 5 g de cada porção do extrato da planta foram agitados com 10 ml de água destilada, filtrados e o reagente de cloreto férrico foi adicionado ao filtrado. Um precipitado azul-preto, verde ou azul-esverdeado foi considerado como prova da presença de taninos (Evans, 2002).

• **Teste para fenóis:** 2g dos extractos foram misturados com solução de cloreto férrico. Um precipitado verde ou verde sujo indica a presença de compostos fenólicos (Evans, 2002).

•**Teste para o glicosídeo cardíaco:** 2 ml de H_2 SO_4 concentrado foram preparados num tubo de ensaio. Misturaram-se 5 g de amostra de planta com 2 ml de ácido acético glacial CH_3 CO_2 H contendo 1 gota de $FeCL_3$. A mistura foi cuidadosamente adicionada a 1 ml de H2SO4 concentrado, de modo a que o H_2 SO_4 concentrado ficasse por baixo da mistura. Se o glicosídeo cardíaco estiver presente na amostra, aparecerá um anel castanho que indica a presença do constituinte glicosídeo cardíaco (Sofowora, 2008).

3.6 Animais e condições ambientais.

Um total de 42 ratos wistar machos com 7-8 semanas de idade, pesando 160-200 g, foram adquiridos no biotério do Departamento de Farmacologia, Faculdade de Ciências Farmacêuticas, Universidade Bayero de Kano. Os animais foram alojados em gaiolas grandes num biotério ventilado, à temperatura ambiente normal, com acesso livre a ração para roedores e água da torneira ad libitum. Os animais foram distribuídos aleatoriamente por diferentes grupos experimentais. Os grupos de controlo e experimental eram constituídos por cinco ratos cada.

3.7 Estudo de toxicidade aguda.

O método de Lorke (1983) foi utilizado para determinar a dose letal mediana (LD_{50}) do extrato. Na primeira parte do ensaio, 9 ratos albinos wistar foram distribuídos aleatoriamente em três grupos de três ratos cada. Os animais foram privados de comida durante 24 horas e de água durante 12 horas para evacuar o seu conteúdo gástrico. Os grupos 1, 2 e 3 receberam o extrato a 10, 100 e 1000 mg/kg de peso corporal, respetivamente. Os ratos foram observados quanto a sinais de toxicidade ou de mortalidade nas primeiras 4 horas e, posteriormente, durante 24 horas e até duas semanas. A segunda parte do ensaio envolveu a utilização de 3 ratos que foram distribuídos aleatoriamente em 3 grupos de 1 animal cada. Os ratos dos grupos 1, 2 e 3 receberam o extrato a 1600, 2900 e 5000 mg/kg de peso corporal, respetivamente, e foram observados quanto a sinais de toxicidade nas primeiras 4 horas e, subsequentemente, 24 horas e até 2 semanas. A dose letal mediana (LD_{50}) foi calculada como a raiz quadrada do produto da dose letal mais baixa e da dose não letal mais elevada, ou seja, a média geométrica das doses consecutivas para as quais foram registadas taxas de sobrevivência de 0 e 100% (Lorke, 1983). O LD mediano$_{50}$ é calculado utilizando o seguinte formulário:

$LD_{50} = \sqrt{D_{100} \times D_0}$ (Adefisayo et al., 2017), onde D_{100} = menor dose que matou um rato, D_0 = maior dose que não matou nenhum rato.

3.8 Conceção do estudo e agrupamento

A pesquisa teve um desenho de estudo experimental. Após duas semanas de aclimatação, os animais foram agrupados em seis grupos experimentais, contendo cinco ratos wistar cada.

Grupo 1 (Controlo): Os animais receberam água destilada (1ml/kg) por via oral e serviram de controlo.

Grupo 2 (Indometacina): Os animais foram submetidos a jejum durante 48 horas antes da injeção intraperitoneal de uma dose única de indometacina (50mg/kg) (Akpamu et al., 2013).

Grupo 3 (Cimetidina+ Indometacina): Os animais receberam 100 mg/kg de cimetidina diariamente (Adefisayo et al., 2017) durante 14 dias consecutivos por via oral e jejuaram durante 48 h antes da injeção intraperitoneal de indometacina (50mg/kg) (Adefisayo et al., 2017).

Grupo 4 (100mg/kg AD+ 50mg/kg indometacina): Os animais receberam extrato aquoso de folhas de Adansonia digitata (AD) (100mg/kg) diariamente durante 14 dias consecutivos por via oral e jejuaram durante 48 h antes da injeção intraperitoneal de indometacina (50mg/kg) (Basipogu et al., 2018).

Grupo 5 (150mg/kg AD+ 50mg/kg indometacina): Os animais receberam extrato aquoso de folhas de Adansonia digitata (AD) (150mg/kg) diariamente durante 14 dias consecutivos por via oral e jejuaram durante 48 h antes da injeção intraperitoneal de indometacina (50mg/kg) (Basipogu et al., 2018).

Grupo 6 (200mg/kg AD+ 50mg/kg indometacina): Os animais receberam extrato aquoso de folhas de Adansonia digitata (AD) (200mg/kg) diariamente durante 14 dias consecutivos por via oral e jejuaram durante 48h antes da injeção intraperitoneal de indometacina (50mg/kg) (Basipogu et al., 2018).

A amostra de teste foi administrada durante um período de 14 dias. No 14.º dia, após a última dose do extrato de ensaio e do medicamento anti-úlcera padrão cimetidina, os ratos foram mantidos em jejum durante 48 horas (Abdulla et al., 2010), mas tiveram acesso a água ad libitum. No 17.º dia, foi administrada indometacina na dose de 50 mg/kg por via intraperitoneal (Akpamu et al., 2013). Os animais foram sacrificados após 5 horas da administração de indometacina.

3.9 Recolha de secreção gástrica por ligadura pilórica.

Os animais foram mantidos em jejum durante 48 horas em gaiolas separadas com uma rede de arame larga e elevada para evitar a coprofagia (Basso et al., 1983), mas com água administrada ad libitum como no grupo da úlcera gástrica. Sob anestesia com cloridrato de cetamina (50mg/kg) por via intraperitoneal, o abdómen dos ratos foi raspado e foi feita uma incisão na linha média que se estendia para baixo a partir do xifoide, a parede abdominal foi aberta, o piloro foi identificado, ligado e o abdómen foi então fechado (Abdelaziz et al., 2006). Após 5 horas, os animais foram submetidos a eutanásia por decapitação sob anestesia, o abdómen foi novamente aberto, o esófago foi ligado e o estômago foi removido, tendo sido feita uma abertura ao longo da curvatura maior e o suco gástrico foi drenado para um tubo de ensaio graduado, tendo sido depois centrifugado a 3000 g durante 15 minutos, após o que o volume do fluido sobrenadante foi registado em (ml) (Shay et al., 1954). Os parâmetros de secreção gástrica foram determinados, incluindo o pH gástrico determinado no sobrenadante utilizando um medidor de pH, o volume do suco gástrico (ml), a acidez total (Meq/L) e a atividade proteolítica pela concentração de pepsina (mg/ml).

3.10 Análise do suco gástrico

3.10.1 Determinação do volume de cada amostra após centrifugação.

O volume do líquido sobrenadante (mL) de cada conteúdo gástrico foi medido utilizando um tubo de ensaio graduado após a centrifugação.

3.10.2 Determinação do pH gástrico.

O pH do suco gástrico foi determinado com um medidor de pH digital (Gehan et al., 2009).

3.10.3 Determinação da acidez gástrica total.

O sobrenadante do suco gástrico (0,2mL) foi titulado com NaOH 0,01N, utilizando um ponto final de pH 7,0 determinado por colormetria com fenolftaleína como indicador (Davenport, 1977). O NaOH foi titulado contra a solução ácida no copo e observado até se obter uma coloração rosa, de acordo com o método de Gehan et al., (2009) e Wang et al., (2007). Foi calculada como miliequivalente por litro (Meq/L), que é igual ao número de mililitros (ml) de NaOH 0,01N necessários para neutralizar 1 ml de suco gástrico. A acidez total (mEq/L) foi calculada utilizando o seguinte formulário:

Acidez gástrica total = Vol de NaOH 0,01N (ml) que neutraliza 1 ml de suco gástrico$\times$N$\times$100.

em que N= normalidade= 0,01 (Fornai et al., 2011).

3.10.4 Determinação da atividade proteolítica da secreção gástrica

O teor de pepsina, que é responsável pela maior parte da atividade proteolítica do suco gástrico, foi determinado espectrofotometricamente de acordo com o método de Hawk et al. (1960).

Foram adicionados 0,2 ml de sumo gástrico centrifugado a 3 ml de caseína a 3% para cada rato testado e para o ensaio em branco. Em seguida, adicionaram-se 10 ml de ácido tricloroacético a 6% ao branco para parar a atividade enzimática. Os tubos de ensaio e os tubos em branco foram incubados num banho de água a 37°C durante 30 minutos. Em seguida, adicionaram-se 10 ml de ácido tricloroacético aos tubos de ensaio, agitaram-se bem e filtraram-se com papel de filtro Whattman n.º 1. 1 Whattman. A atividade proteolítica foi determinada espectrofotometricamente por densidade ótica medida a um comprimento de onda de 280. A concentração de pepsina foi deduzida a partir da curva de atividade proteolítica padrão.

3.11 Análise estatística

As variáveis foram resumidas como média±SEM. Os dados foram comparados através de uma análise de variância (ANOVA) unidirecional, seguida de um post-hoc de Tukey para determinar a diferença estatisticamente significativa entre os grupos, utilizando o IBM SPSS versão 22.

CAPÍTULO QUATRO

RESULTADOS E DISCUSSÃO

4.1 Resultados

4.1.1 Rastreio fitoquímico.

A extração aquosa dos constituintes fitoquímicos das folhas de A. digitata l. revelou a presença de alcalóides, flavonóides, saponinas, esteróides e taninos (Quadro 4.1). A presença ou ausência do composto foi expressa como positiva (+ve) ou negativa (-ve), respetivamente.

Tabela 4.1: Componentes fitoquímicos das folhas de A. digitata l.

Fitoquímicos analisados	Extrato aquoso (Inferência)
Alcalóides	+
Antraquinonas	-
Flavonóides	+
Saponinas	+
Esteróides	+
Taninos	+
Terpenóides	-

Teclas:(+): Presente; (-): Ausente

4.1.2 Teste de toxicidade oral aguda (DL50) do extrato aquoso das folhas de A. digitata l.

O resultado do teste de toxicidade aguda mostrou que havia sinais de toxicidade na dose de 5000mg/kg na segunda fase do teste. Sinais de toxicidade como salivação, estiramento de todo o corpo, fraqueza, diminuição da locomoção, contorção, diminuição da sensibilidade ao toque e perda de peso foram observados nas primeiras 4 horas e, subsequentemente, 24 horas após a administração do extrato, não tendo sido registada qualquer morte ao longo do estudo. Por conseguinte, verificou-se que o LD_{50} é superior a 5000mg/kg, uma vez que não se registou qualquer mortalidade até à dose de 5000mg/kg do extrato apresentada no Quadro 4.2 abaixo.

Quadro 4.2: Teste de toxicidade oral aguda (LD50) do extrato aquoso das folhas de Adansonia digitata l.

Grupos	N.º de animais	Dose (mg/kg)	N.º de óbitos	LD50 (mg/kg)
1ª fase				
1	3	10	0	>5000
2	3	100	0	
3	3	1000	0	
2ª fase				
1	1	1600	0	
2	1	2900	0	
3	1	5000	0	

Por conseguinte, a DL50 do extrato aquoso de folhas de Adansonia digitata l. = >5000mg/kg de peso corporal em ratos wistar machos adultos.

4.1.3 Efeito do extrato aquoso de Adansonia digitata l. no pH gástrico, na acidez total, no volume do suco gástrico e na concentração de pepsina.

A Tabela 4.3 abaixo apresenta o resultado do efeito do extrato aquoso de A. digitata l. nos parâmetros de secreção gástrica. O resultado mostra que houve uma diferença estatisticamente significativa no pH gástrico, na acidez total, no volume do suco gástrico e na concentração de pepsina (P=0,000, 0,001, 0,000, 0,000), respetivamente, entre os grupos. Verificou-se uma diminuição significativa do pH gástrico no grupo IND (1,16±0,17), enquanto se verificou um aumento significativo do pH em todos os grupos (3,70±0,15, 2,95±0,06, 3,47±0,18, 4,04±0,11) em comparação com o grupo de controlo (1,78±0,09). Verificou-se um aumento significativo da acidez total no grupo IND (77,40±13,72) em comparação com o grupo de controlo (50,80±3,02), enquanto se verificou uma diminuição significativa da acidez total nos grupos de tratamento com cimetidina e extrato (36,80±2,58, 42,00±1,47, 36,50±2,33,

36,80±1,07), respetivamente, em comparação com o grupo IND (77,40±13,72). Da mesma forma, a diferença no volume do suco gástrico para 100mg/kg de AD + extrato de IND (3,95±0,19) e grupos de controlo, IND, CMD+IND (1,70±0,49, 1,06±0,29, 0,74±0,20) respetivamente foi altamente significativa (P<0,05). Além disso, verificou-se um aumento significativo da concentração de pepsina nos grupos IND, CMD+IND e 100mg/kg AD+IND (10,60±0,22, 7,90±0,07, 4,67±0,33), respetivamente, em comparação com o grupo de controlo (3,06±0,05), enquanto se verificou uma diminuição significativa da concentração de pepsina em todos os grupos (7,90±0,07, 4,67±0,33, 3,60±0,18, 3,54±0,23) em comparação com o grupo IND (10,60±0,22).

Tabela 4.3: Efeito do extrato aquoso de A. digitata l. no pH gástrico, acidez total, volume do suco gástrico e concentração de pepsina (Média±SEM, n=5).

Variáveis	Grupo 1 (controlo)	Grupo 2 (IND)	Grupo 3 (CMD+IND)	Grupo 4 (100mg/kg AD+IND)	Grupo 5 (150mg/kg AD+IND)	Grupo 6 (200mg/kg AD+IND)	Valor F	Valor P
pH	1.78±0.09	1.16±0.17a	3,70±0,15ab	2,95±0,06abc	3,47±0,18ab	4,04±0,11abd	75.176	0.000*
Acidez total	50.80±3.02	77.40±13.72a	36.80±2.58b	42.00±1.47b	36.50±2.33b	36.80±1.07b	6.583	0.001*
(meq/mL) Suco gástrico	1.70±0.49	1.06±0.29	0.74±0.20	3,95±0,19abc	1.57±0.42d	0.76±0.22d	12.423	0.000*
volume (mL) Pepsina	3.06±0.05	10.60±0.22a	7,90±0,07ab	4,67±0,33abc	3,60±0,18bcd	3,54±0,23bcd	257.503	0.000*
concentração (mg/ml)								

*= P<0.05. IND=Indometacina, CMD= Cimetidina, AD=Adansonia digitata. a=Há diferença significativa com o grupo de controlo, b=há diferença significativa com o grupo da indometacina, c=há diferença significativa com o grupo da cimetidina, d=há diferença significativa com o extrato de AD 100mg/kg, e=há diferença significativa com o extrato de AD 150mg/kg, f=há diferença significativa com o extrato de AD 200mg/kg. (P<0,05 indica diferença significativa).

4.2 Discussão

O rastreio fitoquímico do extrato aquoso das folhas de Adansonia digitata l. indicou a presença de taninos, flavonóides, saponinas, alcalóides e esteróides, enquanto os terpenóides e as antraquinonas estavam ausentes. A descoberta está em conformidade com o estudo de Zagga et al. (2018) que relatou a presença de saponinas, flavonóides, alcalóides, taninos, glicosídeos cardíacos, fenóis totais e ausência de terpenóides, triterpenos e gelatina. O teste de toxicidade oral aguda do extrato aquoso das folhas de Adansonia digitata l., ou seja, a dose letal mediana (LD_{50}), foi superior a 5000 mg/kg, conforme apresentado na tabela 4.2, o que está em conformidade com o estudo de Christian et al. (2012), que mostrou que o extrato aquoso das folhas de Adansonia digitata l. tem o LD_{50} de 5000 mg/kg. A não toxicidade da Adansonia digitata l. explica porque é que a maioria das partes da planta, sementes, polpas de frutos, caule e folhas são consumidas por muitas comunidades, tal como relatado por Kamatou et al., (2011) e Nguta et al., (2011).

De acordo com as classes de toxicidade de Hodge e Sterner (2005), qualquer composto com DL $oral_{50}$ (rato) de 5000mg/kg ou mais deve ser considerado praticamente inofensivo. Por conseguinte, a administração oral de extrato aquoso numa dose inferior ou igual a 5000mg/kg pode ser segura Abdulmalik e Magashi, (2016). Por conseguinte, a administração oral de extractos aquosos de folhas de A. digitata l. numa dose inferior ou igual a 5000mg/kg pode ser segura. O pH gástrico aumentou significativamente nos grupos tratados com CMD e extrato ($P <0,05$), com diminuição estatisticamente significativa no grupo indometacina ($P <0,05$) quando comparado ao grupo controle. Isto corrobora os resultados de Sabiu et al. (2015), Ibraheim, (2019) e Katary e Salahuddin, (2017) que relataram uma diminuição significativa do pH gástrico no grupo indometacina quando comparado com o grupo de controlo e está em consonância com o estudo de Raji et al. (2011), Usman et al. (2014) e Basipogu et al. (2018) que encontraram um aumento significativo do pH gástrico no grupo cimetidina e extrato aquoso de A. digitata l. grupos tratados em comparação com o grupo de controlo. O pH dá uma ideia do nível de acidez e do volume das secreções gástricas. Um valor baixo de pH é uma manifestação do aumento da concentração de iões de hidrogénio no suco gástrico e do aumento do volume do suco gástrico (Sabiu et al., 2015).

A indometacina induziu factores agressivos através de uma diminuição do pH do suco gástrico, indicando uma hidrofobicidade alterada (Salahuddin e Katary, 2017). Este facto tem sido associado à patogénese da úlcera e às lesões gástricas em animais experimentais (Lullmann et al., 2000). Os efeitos da cimetidina no pH gástrico podem ser explicados como antagonistas dos receptores H_2 - que actuam diretamente na mucosa gástrica para diminuir a secreção ácida, o que provoca um aumento subsequente do pH gástrico e inibe a formação de úlceras (Waldum et al., 2000). Os compostos alcalóides são relatados como tendo uma atividade potente contra úlceras gástricas (Malgave et al., 2019), o extrato de A. digitata l. proporcionou uma proteção significativa contra a úlcera, tal como indicado por um aumento do pH do conteúdo gástrico que indica um aumento da alcalinidade e reduz a natureza ácida do suco gástrico (Kaur et al., 2014).

Houve um aumento significativo ($P<0,05$) da acidez total no grupo IND quando comparado com o grupo de controlo, o que corrobora os resultados de Katary e Salahuddin, (2017) e Oluwabunmi e Abiola, (2015) que mostraram um aumento significativo da acidez total no grupo da indometacina em comparação com o grupo de controlo. Após a administração de indometacina nos ratos ulcerados, isto pode ser atribuído à formação de radicais livres ou à inibição da síntese de prostaglandinas (Sabiu et al., 2015). A diminuição do nível de prostaglandina foi atribuída a causas de elevação da secreção de ácido gástrico, redução do fluxo sanguíneo da mucosa e secreção de bicarbonato, o que prejudicou a gastroproteção, que são eventos importantes na etiologia da ulceração da mucosa e foi relatado que a indometacina causou alterações nas secreções gástricas de ratos (Sabiu et al., 2015). O estudo encontrou uma diminuição significativa ($P<0,05$) na acidez total no grupo (CMD+IND) e nos grupos tratados com extrato quando comparados com o grupo indometacina, o que está de acordo com o estudo de Raji et al. (2011) e Adefisayo et al. (2017) que relataram uma diminuição significativa na acidez total no grupo cimetidina quando comparado com o grupo indometacina e Basipogu et al. (2018) que relataram uma diminuição significativa na acidez total nos grupos de tratamento com extrato em comparação com o grupo indometacina.

O possível mecanismo de ação da cimetidina (bloqueador do recetor H_2) na secreção ácida gástrica é através do bloqueio do recetor H_2 , levando à inibição da libertação de histamina, cuja ação estimuladora na secreção ácida gástrica foi estabelecida (Raji et al., 2011). Está estabelecido que a inibição da histamina através dos receptores H_2 inibe a adenilato ciclase intracelular, a Na+-K+ ATPase e a bomba de protões das células parietais, o que acaba por reduzir a secreção de ácido gástrico (Sasaki, et al., 2000; Ayada, et al., 2003). A redução da secreção de ácido gástrico observada nos grupos tratados com extrato aquoso pode ser devida à ação dos flavonóides que aumenta o conteúdo de Prostaglandina da mucosa e inibe a secreção de histamina (Malgave et al., 2019). A histamina aumenta a secreção ácida através da sua ligação aos receptores H_2 (Schubert e Peura, 2008). A ação inibidora do flavonoide sobre a libertação de histamina pode desempenhar um papel no seu efeito sobre as secreções ácidas, que acaba por inibir a adenilato ciclase intracelular, Na+-K+ ATPase responsável pela secreção ácida gástrica (Malgave et al., 2019). O tanino tende a competir com o trifosfato de adenosina no local de hidrólise do ATP, causando assim a inibição da H+-K+ ATPase gástrica que é necessária para a secreção de ácido gástrico (Adefisayo et al., 2017). Isso sugere que o extrato aquoso das folhas de Adansonia digitata l. tem efeito inibitório sobre a secreção de ácido gástrico e sua ação inibitória pode imitar o efeito da cimetidina sobre a secreção de ácido gástrico. O estudo não encontrou uma diferença significativa (P>0,05) no volume do suco gástrico no grupo da indometacina em comparação com o grupo de controlo, o que é contrário ao estudo de Sabiu et al. (2015), Oluwabunmi e Abiola, (2015) e Katary e Salahuddin, (2017) que mostraram um aumento significativo (P<0,05) no volume do suco gástrico no grupo (IND) em comparação com o grupo de controlo. A indometacina induziu fatores agressivos através do aumento do volume do suco gástrico, indicando hidrofobicidade alterada relatada por Katary e Salahuddin, (2017). No entanto, a indometacina causou uma diminuição da produção de ácido com grandes danos na mucosa e é possível que os danos causados às células e glândulas pela indometacina também tenham afetado as células parietais produtoras de ácido, o que acabou por causar uma diminuição do volume de suco gástrico segregado pelas células parietais. Sabe-se também que a capacidade do estômago para segregar HCl (ácido clorídrico) está quase linearmente relacionada com o número de células parietais que são danificadas e diminuem o seu número com o tratamento com indometacina, acabando por diminuir o volume de suco gástrico (Yao e Forte, 2003). O estudo encontrou um aumento significativo (P<0,05) no volume do suco gástrico no grupo (100mg/kg AD+IND) quando comparado com o controlo, a indometacina, a cimetidina e os grupos tratados com extrato de 150mg/kg AD+IND e 200mg/kg AD+IND. Isto é contrário aos resultados de Basipogu et al. (2018) que mostraram uma diminuição do volume do suco gástrico nos grupos tratados com extrato aquoso de A. digitata l. em comparação com o grupo de controlo. Supõe-se que isso ocorra como resultado da redução no número de células parietais danificadas como resultado dos efeitos protetores do extrato aquoso. A concentração de pepsina aumentou significativamente (P <0,05) no grupo tratado com indometacina em comparação com o grupo controle. Isto está de acordo com os resultados de Idowu et al. (2021) que encontraram um aumento significativo na concentração de pepsina no grupo da indometacina em comparação com o grupo de controlo. A pepsina é responsável pela proteólise no estômago e a sua atividade depende da produção de ácido gástrico, uma vez que o ácido gástrico é necessário para a acidificação do pepsinogénio em pepsina (Abdallah et al., 2011).

O aumento da concentração de pepsina nos ratos ulcerados pode ter resultado da ativação da bomba de protões, que aumentou o débito gástrico e, subsequentemente, aumentou a atividade da pepsina, uma vez que o ácido gástrico é necessário para a acidificação desta enzima proteolítica (Idowu et al., 2021). Além disso, a secreção de pepsinogénio responde a reflexos entéricos que podem surgir por agravamento da mucosa gástrica (Baharfar et al., 2015), com agentes agressivos como a indometacina (Hernandez et al., 2000). Este estudo encontrou uma diminuição significativa (P<0,05) na concentração de pepsina no grupo da cimetidina em comparação com o grupo da indometacina, o que está de acordo com o estudo de Saleh et al. (2015), que encontrou uma diminuição significativa na concentração de pepsina no grupo da cimetidina em comparação com o grupo da indometacina. No entanto, o pré-tratamento com o medicamento padrão antiúlcera produziu efeitos citoprotetores que estão associados à diminuição da atividade da pepsina na mucosa gástrica (Nworgu et al., 2019). Além disso, houve uma diminuição significativa (P<0,05) na concentração de pepsina entre os ratos tratados com diferentes concentrações do extrato em comparação com o grupo (IND) e CMD, o que corrobora com os resultados de

Malgave et al. (2019) que encontraram uma diminuição significativa na concentração de pepsina nos grupos tratados com extrato em comparação com o grupo ulcerado. O extrato contém flavonóides que inibem a secreção de histamina responsável pela secreção de ácido gástrico, inibindo assim a secreção ácida que é responsável pela conversão do pepsinogénio em pepsina ativa e, eventualmente, diminui a concentração de pepsina (Malgave et al., 2019).

CAPÍTULO CINCO

CONCLUSÃO, RECOMENDAÇÃO E CONTRIBUIÇÃO PARA O CONHECIMENTO

5.1 CONCLUSÃO

Dos resultados do presente estudo podem ser retiradas as seguintes conclusões:

1. O extrato aquoso das folhas de Adansonia digitata l. contém taninos, flavonóides, saponinas, alcalóides e esteróides.

2. O extrato aquoso das folhas de baobá é seguro para consumo, tal como demonstrado pelo seu LD_{50}

3. Verificou-se um aumento significativo do pH gástrico e uma diminuição significativa da acidez total e da concentração de pepsina nos grupos tratados com extrato.

5.2 RECOMENDAÇÃO

1. As folhas de Adansonia digitata l. que são utilizadas na confeção de sopas podem ser consumidas em concentrações elevadas para aumentar a integridade da mucosa gástrica.

2. Deve ser efectuado um estudo semelhante utilizando o extrato metanólico e etanólico das folhas de Adansonia digitata l. para verificar se serão encontrados diferentes fitoquímicos e os seus respectivos efeitos.

3. Devem ser realizados mais estudos sobre o efeito do extrato aquoso das folhas de Adansonia digitata l. nos radicais livres e na peroxidação lipídica.

5.3 CONTRIBUIÇÃO PARA CONHECIMENTO

O estudo explora os efeitos do extrato aquoso das folhas de A. digitata l. nas secreções gástricas de ratos Wistar, o que produziu a seguinte informação

i. Verificou-se um aumento significativo do pH gástrico em todos os grupos tratados com extrato aquoso (2,95±0,06, 3,47±0,18, 4,04±0,11), respetivamente, em comparação com o grupo de controlo (1,78±0,09).

ii. Verificou-se uma diminuição significativa da acidez total no grupo tratado com cimetidina e em todos os grupos tratados com extrato aquoso (36,80±2,58, 42,00±1,47, 36,50±2,33, 36,80±1,07), respetivamente, em comparação com o grupo da indometacina (77,40±13,72).

iii. Verificou-se um aumento significativo do volume do suco gástrico no grupo AD+IND 100mg/kg (3,95±0,19) em comparação com os grupos de controlo e IND (1,70±0,49 e 1,06±0,29), respetivamente.

iv. Obteve-se uma diminuição significativa da concentração de pepsina nos grupos tratados com extrato (4,67±0,33, 3,60±0,18, 3,54±0,23) em comparação com o grupo IND (10,60±0,22).

REFERÊNCIAS

Abdallah, I.Z.A., Khattaba, H.A.H & Heeba, G.H. (2011). Efeito gastroprotector do extrato de fruta de ameixa assíria (Cordia myxa L.) contra a ulceração gástrica induzida pela indometacina em ratos. Life Sci. J, 8, 433-445.

Abdel- Aziz, M.M., Abdulsalam, R.M., Ali, M.A. & Ibrahim, N.D.G. (2006). Efeito do extrato aquoso de luva (Syzygium aromaticum) na secreção gástrica normal e na úlcera gástrica induzida por indometacina em ratos. Sci. J, 27(2), 2217-2225.

Abdulmalik, U. & Magashi, A.M. (2016). Toxicidade aguda (LD50) dos extractos de éter de petróleo, etanólico e aquoso da casca do caule de Adansonia digitata l. em ratos Albino wistar. Bioresource Technology, 58(1), 29-32.

Abdulla, M.A., Ahmed, K.A.A., AL-Bayaty, F.H. & Masood, Y. (2010). Efeito gastroprotector do extrato de folha de Phyllanthus niruri contra a lesão da mucosa gástrica induzida pelo etanol em ratos. Afri. J. Pharm. Pharmaco, 4(5), 226-230.

Adefisayo, M. A., Akomolafe, R. O., Akinsomisoye, S.O., Alabi, Q. K., Ogundipe, O.L., Omole, J.G. & Olamilosoye, K. P. (2017). Efeito gastroprotetor do extrato de metanol da folha de vernonia amygdalina (del.) Na úlcera gástrica induzida por aspirina em ratos wistar. Relatórios de toxicologia, 4, 625-633.

Afolabi, O.R. & Popoola, T.O.S. (2005). Os efeitos do pó de polpa de baobá na microflora envolvida na fermentação do tempe. Eur. Food Res. Technol, 220, 187-190.

Ajayi, I.A., Dawodi, F.A. & Oderinde, R.A. (2003). Composição de ácidos gordos e teor de metais de sementes e óleo de sementes de Adansonia digitate. La Riv. Ital. delle Sostanze Grassse, 80 (1), 4 43.

Akpamu, U., Owoyele, V.B., Ozor, M. & Osifo, U.C. (2013). Úlcera gástrica induzida por indometacina: modelo em ratos wistar fêmeas. Jornal Internacional de Pesquisa Básica, Aplicada e Inovadora, 2(4), 78 - 84

Anani, K., Hudson, J.B., de Souzal, C., Akpagana, K., Tower, G.H.N., Amason, J.T. & Gbeassor, M. (2000). Investigação de plantas medicinais do Togo para actividades antivirais e antimicrobianas. Pharm. Biol, 38, 40-45.

Arin, R.M., Gorostidi, A., Navarro-Imaz, H., Rueda, Y., Fresnedo, O. & Ochoa, B. (2017). Adenosina: Ações diretas e indiretas na secreção de ácido gástrico. Frontiers Physiol, 8, 737. doi: 10.3389/fphys.2017.00737

Asai, M., Kawashima, D., Katagiri, K., Takeuchi, R., Tohnai, G. & Ohtsuka, K. (2011). Efeito protetor de um indutor de chaperona molecular, paeoniflorin, na lesão da mucosa gástrica desencadeada por HCl e etanol. Life Sci, 88, 350-357.

Aseeri, M., Schroeder, T., Kramer, J. & Zackula, R. (2008). Supressão de ácido gástrico por inibidores da bomba de protões como fator de risco para diarreia associada a Clostridium difficile em doentes hospitalizados. Am. J. Gastroenterol, 103, 2308-2313.

Ashraf, M.V., Thamotharan, G., Sengottuvelu, S., Sherief, H.S. & Sivakumar, T. (2012). Avaliação da atividade anti-úlcera do extrato de folhas de Ficus pumila L. em ratos albinos. Global J. Res. Med. Plants Indigen. Med, 1, 340-351.

Asogwa, I.S., Ibrahim, A.N. & Agbaka, J.I. (2021). Baobá africano: O seu papel na melhoria da nutrição, da saúde e do ambiente. Árvores, florestas e pessoas. 3:100043

Antonisamy, P., Subash-Babu, P., Alshatwi, P., Aravinthan, A.A., Ignacimuthu, S., Choi K.C. & Kim, J.H. (2014). Efeito gastroprotetor do nymphayol isolado das flores de Nymphaea stellata (Willd.): Contribuição das actividades antioxidante, anti-inflamatória e anti-apoptótica. Chem. Biol. Interact, 224, 157-

63.

Ayada, K., Oguri, S., Yamaguchi, K., Kumagai, K. & Endo, Y. (2003). Elevação da atividade da histidina descarboxilase no estômago de ratos por drogas ulcerogénicas, Eur. J. Pharmacol, 26(3), 63-69.

Baharfar, R., Azimi, R. & Mohseni, M. (2015). Atividade antioxidante e antibacteriana de extratos ricos em flavonóides, polifenóis e antocianinas de partes aéreas de Tthymus kotschyanus boiss & hohen, Journal of Food Science and Technology, 52 (10), 6777- 6783.

Basipogu, D., Syed, N.B. & Chitta, S.K. (2018). Atividade gastroprotetora de Adansonia digitata L. em ratos induzidos por úlcera. Revista Internacional de Pesquisa em Biologia, 3(1), 154- 157.

Basso, N.M., Materia, A.M., Jorlini, A.M. & Jaffe, B.M.D. (1983). Geração de prostaglandinas na mucosa gástrica de ratos com úlcera de stress. J. Surgery, 94, 105-108

Bhattacharya, S., Chatterjee, S. & Bauri, A. (2007). Base imunofarmacológica da cura da lesão da mucosa gástrica induzida pela indometacina em ratos pelos constituintes da Phyllanthus emblica. Ciência Atual, 93 (1), 47-53.

Bech, P.L., Xavier, R., Lu, N., Nanda, N.N., Dinauer, M., Podolsky, D.K. & Seed, B. (2000). Mechanism of NSAID-induced gastrointestinal injury defined using mutant mice. Gastroenterology, 119, 699-705.

Blomhoff, R. M., Carlsen, B., Halvorsen, K., Holte, S., Bohn, S., Dragland, L., Sampson, C., Willey, H., Senoo, Y., Umezono, C., Sanada, I., Barikmo, N., Berhe, W., Willett, K. & Phillips, D., J. (2010). O teor total de antioxidantes de mais de 3100 alimentos, bebidas, especiarias, ervas e suplementos utilizados em todo o mundo. Nutr. J, 9, 3. DOI: https://doi.org/10.1186/1475-2891-9-3

Boukari, I., Shier, N.W., Fernandez R., X.E., Frisch, J., Watkins, B.A., Pawloski, L. & Fly, A.D. (2001). Calcium Analysis of Selected Western African Foods. Journal of Food Composition and Analysis, 14, 37-42.

Brady, O. (2011). A caraterização e determinação da bioatividade da polpa de fruta de Adansonia digitata L., para o desenvolvimento de produtos comerciais. Tese de licenciatura em Ciências em Nutracêuticos para a Saúde e Nutrição Instituto de Tecnologia de Dublin, Cathal Brugha Street, 117 p

Cabero, J. L., Grapengiesser, E., Gylfe, E., Li, Z. Q. & Mardh, S. (1992). Effects of gastrin on cytosolic free Ca^{2+} in individual, acid secreting rat parietal cells. Biochem. Biophys. Res. Commun, 183, 1097-1102. doi: 10.1016/S0006-291X(05)80303-1

Caluwe, E., Halamova, K. & Van-Damme, P. (2010). Adansonia digitata L.- uma revisão dos usos tradicionais, fitoquímica e farmacologia. Afr. Focus, 23 (1), 11-51. doi: 10.21825/af.v23i1.5037.

Christian, A.G., Mfon, A.G., Dick, E.A., David-Oku, E., Linus, A.J. & Chukwuma,

E.B. (2012). Potência antimalárica do extrato de folhas de Aspilia Africana (Pers.).

Asian pacific of journal of tropical medicine, 5(2), 126-129.

Colgan, S. P. & Eltzschig, H. K. (2012). Sinalização do fator induzível por adenosina e hipóxia na lesão e recuperação intestinal. Annu. Rev. Physiol, 74: 153-175. doi: 10.1146/annurev-physiol-020911-153230

Davenport, H. W. (1977). Physiology of the digestive tract. 4ª edição, EUA: Medical publishers incorporated. pp 42-56

De Caluwe, E., Halamova, K. & Van Damme, P. (2010). Adansonia digitata L. -

Uma revisão dos usos tradicionais, fitoquímica e farmacologia. Afrika focus, 23(1), 11-51.

Debas, H. T. & Carvajal, S. H. (1994). Regulação vagal da secreção de ácido e libertação de gastrina. Yale J. Biol. Med, 67, 145-151.

Dufresne, M., Seva, C. & Fourmy, D. (2006). Receptores de colecistoquinina e gastrina.

Physiol Rev, 86, 805-847.

Duman, J. G., Pathak, N. J., Ladinsky, M. S., McDonald, K. L., & Forte, J. G. (2002). Reconstrução tridimensional de redes de membranas citoplasmáticas em células parietais. J. Cell. Sci, 115, 1251-1258.

Evans, W.C. (2002). Trease and Evans Pharmacognosy. 15ª edição, Londres: W.R. Saunders company limited, London. pp. 315-316.

Fornai, M. R., Colucci, L., Antonioli, O. A. & Ugolini, C. (2011). Efeitos do esomeprazol na cicatrização de úlceras gástricas induzidas por anti-inflamatórios não esteróides (AINEs) na presença de um tratamento contínuo com AINEs: caraterização de mecanismos moleculares. Pharmacol. Res, 53, 59-67.

Forte, J. G. & Yao, X. (1996). A hipótese de recrutamento e reciclagem de membrana da secreção gástrica de HCl. Trends Cell Biol, 6, 45-48. doi: 10.1016/0962- 8924(96)81009-9

Forte, T. M., Machen, T. E. & Forte, J. G. (1997). Alterações ultra-estruturais nas células oxínticas associadas à função secretora: uma hipótese de reciclagem da membrana. Gastroenterology, 73, 941-955.

Fujii, T., Takahashi, Y., Ikari, A., Morii, M., Tabuchi, Y. & Tsukada, K. (2009). Associação funcional entre o cotransportador K^+-Cl^- 4 e a H^+, K+-ATPase na membrana canalicular apical das células parietais gástricas. J. Biol. Chem, 284,

619-629. doi:10.1074/jbc.M806562200

García-Rayado, G., Navarro, M. & Lanas, A. (2018). Danos gastrointestinais induzidos por AINEs e conceção de AINEs poupadores de GI. Revisão especializada de farmacologia clínica, 11(10), 1031-1043.

Gebauer, J., El-Siddig, K., & Ebert, G. (2002). Baobab (Adansonia digitata L.): uma revisão sobre uma árvore polivalente com um futuro promissor no Sudão. Gartenbauwissenschaf, 67, 155-160.

Gebauer, J. & Luedeling, E. (2013). Uma nota sobre o baobá (Adansonia digitata L.) em Kordofan, Sudão. Genet. Resour. Crop Evol, 60, 1587-1596. doi: 10.1007/s10722- 013-9964-5.

Gehan, H., Magdy, K.A.H. & Rauuia, S.A. (2009). Efeito gastroprotector da sinvastatina contra a úlcera gástrica induzida pela indometacina em ratos: papel do óxido nítrico e das prostaglandinas. Eur. J. Pharmacol, 607, 188-193.

Goo, T., Akiba, Y. & Kaunitz, J. D. (2010). Mecanismos de deteção do pH intragástrico.

Curr. Gastroenterol. Rep, 12, 465-470. doi: 10.1007/s11894-010-0147-7

Heitzmann, D. & Warth, R. (2007). Sem potássio, sem ácido: K+ channels and gastric acid secretion. Physiology, 22, 335-341. doi: 10.1152/physiol.00016.2007

Hawk, P.H.B., Oser, B.L. & Summerson, W.H. (1960). Practical Physiological Chemistry. Blackiston Corn, Nova Iorque, 348-397

Hernandez, M.R., Montiel, R.C. & Varquez, M.O. (2000). A proliferação de células da mucosa gástrica na lesão da mucosa induzida pelo etanol está relacionada com o stress oxidativo e a peroxidação lipídica em ratos. Laboratory Investigation, 80(8), 1161-1169.

Hill, S. J., Ganellin, C. R., Timmerman, H., Schwartz, J. C., Shankley, N. P. & Young, J. M. (1997). União Internacional de Farmacologia. XIII. Classificação dos receptores de histamina. Pharmacol. Rev, 49, 253-278.

Hodge, A. & Sterner, B. (2005). Classes de toxicidade. In: Centro Canadiano do Trabalho. A new approach to tropical acute toxicity testing. Arch. Toxicol, 53, 275-287.

Ibraheim, S.S. (2019). Efeito gastroprotetor do extrato aquoso de camomila e goma arábica na úlcera gástrica induzida por indometacina em ratos machos. Jornal Mundial de Laticínios e Ciências Alimentares, 14 (2), 161-168.

Idowu, O.A., Saliu, O.A. Fakorede, N.C. & Arise, R.O. (2021). Eficácia Anti-Ulcerogênica de Frações de Folhas de Argemone mexicana Contra Ulceração Induzida por Indometacina em Ratos. Asian J. Emerg. Res, 3(2), 129-136.

Johansson, M., Synnerstad, I. & Holm, L. (2001). Acid transport through channels in the mucous layer of rat stomach (Transporte de ácido através de canais na camada mucosa do estômago de rato). Gastroenterology, 119, 1297-1304.

Kabore, D., Sawadogo-Lingani, H., Diawara, B., Compaore, C. S., Dicko, M. H. & Jakobsen, M. (2011). Uma revisão dos produtos de baobá (Adansonia digitata): Efeito das técnicas de processamento, propriedades medicinais e utilizações. Jornal Africano de Ciência Alimentar, 5(16), pp. 833-844.

Kajimura, M., Reuben, M.A. & Sachs, G. (1992). O gene do recetor muscarínico expresso em células parietais de coelho é o subtipo m3. Gastroenterology, 103, 870-875.

Kamatou, G.P.P., Vermaak, I. & Viljoen, A.M. (2011). Uma revisão actualizada de Adansonia digitata: Uma árvore africana comercialmente importante. Revista Sul-Africana de Botânica, 77, 908-919.

Katary, M. A. & Salahuddin, A. (2017). Efeito Gastroprotetor da Vanilina na Úlcera Gástrica Induzida por Indometacina em Ratos: Vias de proteção e mecanismo anti-secretor. Clin Exp Pharmacol, 7, 232. doi: 10.4172/2161-1459.1000232

Kaufhold, M. A., Krabbenhoft, A., Song, P., Engelhardt, R., Riederer, B. & Fahrmann, M. (2008). Localização, tráfico e significado para a secreção ácida dos canais de K^+ das células parietais Kir4.1 e K CNQ1. Gastroenterology, 134, 1058-1069. doi: 10.1053/j.gastro.2008.01.033

Kaur, M., Singh, A. & Kumar, B. (2014). Efeito antidiarreico e antiulceroso comparativo dos extractos aquosos e etanólicos da casca do caule de Tinospora cordifolia em ratos. Jornal de tecnologia farmacêutica avançada e pesquisa, 5(3), 122.

Khan, M., Shingare, M.S., Zafar, R., Ramesh, D. & Siddiqui, A.R. (2006). Atividade analgésica do óleo fixo de Adansonia digitata. Jornal Indiano de Produtos Naturais, 22, 20-21.

Khan, M., Santana, J., Donnellan, C., Preston, C. & Moayyedi, P. (2007). Tratamentos médicos no tratamento a curto prazo da esofagite de refluxo. Base de dados Cochrane Syst. Rev, CD003244. doi: 10.1002/14651858.CD003244.pub2

Kopic, S., Murek, M., & Geibel, J.P. (2010). Revisitando a célula parietal. Am. J. Physiol. Cell Physiol, 298, C1-C10. doi: 10.1152/ajpcell.00478.2009

Kulaksiz, H., Arnold, R. & Goke B. (2000). Expressão e localização específica de células do recetor de colecistoquinina B/gastrina no estômago humano. Cell Tissue Res, 299:289-298.

Lee, H.L., Chua, S.S. & Mahadeva, S. (2016). Utilização de estratégias gastroprotetoras para eventos gastrointestinais induzidos por medicamentos anti-inflamatórios não esteróides em um grande hospital universitário. Ther Clin Risk Manag, 12, 1649-1657.

Lenik, J. & Wardak, C. (2012). Caraterística de um novo sensor para determinação de indometacina. Procedia Engineering, 47, 144-147.

Lenik, J. (2012). Propriedades de eléctrodos selectivos de iões com membranas poliméricas para a determinação de cetoprofeno. Journal of Analytical Chemistry, 67, 545-551.

Liu, J., Sun, D., He, J., Yang, C., Hu, T.,Zhang, L.,& Zheng, Y. (2016).

Efeitos gastroprotectores de vários H2RAs na úlcera gástrica induzida por ibuprofeno em ratos. Ciências da Vida, 149, 65-71.

Lockett, C.T., Calvert, C.C., & Grivetti, L.E. (2000). Composição energética e de micronutrientes de plantas silvestres dietéticas e medicinais consumidas durante a seca. Estudo de Fulani rurais, no nordeste da Nigéria. Int. J. Food Sci. Nutr, 51 (3), 195-208. doi: 10.1080/09637480050029700.

Lorke, D. (1983). A New Approach to Practical Acute Toxicity Testing (Uma Nova Abordagem aos Ensaios Práticos de Toxicidade Aguda). Arch Toxicol, 54, 275- 287.

Lullmann, H., Mohr, K., Ziegler, A. & Bieger, D. (2000). Color atlas of pharmacology. 2ª ed., Thieme Stuttgart, Nova Iorque. pp. 166.

Malinowska, D. H., Sherry, A. M., Tewari, K. P. & Cuppoletti, J. (2004). A membrana secretora das células parietais gástricas contém canais Kir2.1 K+ activados por PKA e ácido. Am. J. Physiol. Cell Physiol, 286, C495-C506.

Malgave, K.K., Naikwade, N.S., Ladda, P.L., Shikalgar, T.S. & Patil, S.S. (2019). Atividade de cura da úlcera péptica do extrato de polpa de fruta e óleo de sementes de Adansonia digitata Linn. Int.J. Pharm. Sci.DrugRes, 11(5),263-271.DOI: 10.25004/IJPSDR.2019.110518

Mukhtar, M.D. & Tukur, A. (2000). Triagem in vitro da atividade de extractos de Pistia stratiotes. Nig. Soc. Exptl. Biol. J, 1(1), 51.

Nnam, N.M. & Obiakor, P.N. (2003). Effect of fermentation on the nutrient and antinutrient composition of baobab (Adansonia digitata) seeds and rice (Oryza sativa) grains. Ecology of Food and Nutrition, 42, 265-277.

Nguta, J.M., Mbaria, J.M., Gakuya, D.W., Gathumbi, P.K., Kabasa, J.D. & Kiama,

S.G. (2011). Rastreio biológico de plantas medicinais do Quénia utilizando Artemia salina L. (Artemiidae). Pharmacology online, 2, 458-478.

Nordeide, M.B., Hatloy, A., Folling, M., Lied, E. & Oshaug, A. (1996). Composição de nutrientes e importância nutricional de folhas verdes e recursos alimentares selvagens num distrito agrícola, Koutiala, no Sul do Mali. Int. J. Food Sci. Nutr, 47(6), 455- 468.

Nworgu, C., Celestine, A., Ugwuishi, E., Okorie, P., Anyaeji, P., Ugwu, P., Uzoigwe, J., Igwe, U. & Nwachukwu, D. (2019). Avaliação dos efeitos citoprotetores de agentes anti-úlcera na ulceração gástrica induzida por ácido-álcool em ratos wistar. Jornal de fisiologia e fisiopatologia, 10(1), 10-16.

Oluwabunmi, I.J. & Abiola, T. (2015). Efeito gastroprotetor do extrato metanólico de Gomphrena celosioides na úlcera gástrica induzida por indometacina em ratos albinos Wistar. Int J App Basic Med Res, 5:41-5.

Rahul, J., Manish, K.J., Singh, P.S., Kamal, R.K., Anuradha, A., Naz, A., Gupta, K.A. & Mrityunjay, K.S. (2015). Adansonia digitata L. (baobá): uma revisão da formação tradicional e descrição taxonómica. Asian Pac. J. Trop. Biomed, 5 (1),

79-84. doi: 10.1016/S2221-1691(15)30174-X.

Raji, Y., Oyeyemi, W. A., Shittu, S.T. & Bolarinwa, A. F. (2011). Efeito gastroprotector do extrato de metanol da casca de Ficus asperifolia na úlcera gástrica induzida por indometacina em ratos. Nig. J. Physiol. Sci, 26, 043-048

Ramadan, A., Harraz, F.M. & El-Mougy, S.A. (1993). Efeitos anti-inflamatórios, analgésicos e antipiréticos da polpa do fruto de Adansonia digitata. Fitoterapia, 65, 418- 422.

Rashford, J. (2018). O uso de folhas de baobá (Adansonia digitata L.) para alimentação em África: uma revisão. Econ. Bot, 72, 478-495. doi: 10.1007/s12231-018-9438-y.

Sabiu, S., Garuba, T., Sunmonu, T., Ajani, E., Sulyman, A., Nurain, I. & Balogun,A. (2015). Ulceração gástrica induzida por indometacina em ratos: Papéis protetores de Spondias mombin e Ficus exasperate. Relatórios de Toxicologia, 2, 261-267.

Saleh, M. I. A., Isa, A.I., Imam, A., Mabrouk, M. A., Musa, K. Y., Mohammed, A., Alhassan, A. & Amr, M. (2015). Efeitos anti-secretores e antiulcerativos da fração de acetato de etilo do extrato de sementes de nigella sativa (l.) em ratos. Bayero Journal of Pure and Applied Sciences, 8(2), 202 - 209.

Sanchez, A., Osborne, P., & Haq, N. (2011). Identificar o potencial global da árvore de baobá. Paraclete Publishers, Yola, Nigéria. 265pp

Sandvik, A. K., Cui, G., Bakke, I., Munkvold, B. & Waldum, H. L. (2001). PACAP estimula a secreção de ácido gástrico no rato, induzindo a libertação de histamina. Am. J. Physiol. Gastrointest. Liver Physiol, 281, G997-G1003.

Sasaki, N., Matsuno, K. & Okabe, S. (2000). Ação selectiva do antagonista dos receptores CCK-B/gastrina, S-0509, na secreção de ácido gástrico estimulada pela refeição de pentagastrina-peptona e cerveja em cães, Aliment. Pharmacol. Ther, 14 (4), 479-488.

Schubert, M.L. & Shamburek, R. (1990). Controlo da secreção ácida. Gastroenterol Clin North Am, 19, 1-25.

Schubert, M.L. & Peura, D.A. (2008). Controlo da secreção de ácido gástrico na saúde e na doença. Gastroenterology, 134:1842–1860.

Shay, H., Sun, D.C.H. & Gruenstein, M.A. (1954). Método quantitativo para medir a secreção gástrica espontânea no rato. Gastroenterology, 74: 900-913.

Sidani, S. M., Kirchhoff, P., Socrates, T., Stelter, L., Ferrera, E. & Caputo, C. (2007). A mutação DeltaF508 resulta numa secreção gástrica deficiente de ácido. J. Biol. Chem, 282, 6068-6074. doi: 10.1074/jbc.M608427200

Sidibe, M. & Williams, J.T. (2002). Baobá. Adansonia digitata. Fruits for the Future. International Centre for Underutilised Crops, Southampton, Reino Unido. Página 96.

Singh, S., Choudhary, R., Rai, S. & Parasharami, V. (2014). Avaliação fitoquímica preliminar de partes de plantas in vivo e in vitro de Adansonia digitata l.: uma árvore medicinal ameaçada de extinção. Revista Universal de Farmácia, 03(03), 34-40.

Sofowora, A. (2008). Medicinal Plants and Traditional Medicine in Africa (Plantas Medicinais e Medicina Tradicional em África). 3ª ed., Spectrum Books Limited, Ibadan, Nigéria. pp. 379-381. 379-381.

Tastekin, E., Ayvaz, S., Usta, U., Aydogdu, N., Cancilar, E. & Puyan, F.O. (2018). Lesão gástrica induzida por indometacina em ratos e o efeito protetor do leite de burra. Arch Med Sci, 14 (3), 671-678.

Usman, D., Sunday, O.F. & Gabriel, A.T. (2014). Efeitos da L-arginina e Lcitrulina na ulceração gástrica induzida por indometacina e no pH gástrico em ratos albinos machos. Jornal Europeu de Plantas Medicinais, 4(6), 623-640.

Vertuani, S., Braccioli, E., Buzzoni, V. & Manfredini, S. (2002). Capacidade antioxidante da polpa do fruto e das folhas de Adansonia digitata. Ata Phytotherapeutica, 2, 2-7.

Waldum, H.L., Brenna, E. & Sandvik, A.K. (2000). O mecanismo de secreção de histamina das células gástricas do tipo enterocromafina. Am. J. Physiol, 278, C1275- C1276.

Wang, G.Z., Huang, G.P., Yin, G.L., Zhou, G., Guo, C.J. & Xie, C.G. (2007). A aspirina pode provocar a recorrência de úlcera gástrica induzida com ácido acético em ratos. Cell Physiol. Biochem, 20, 205-212.

Wickens, G.E. & Lowe, P. (2008). Os baobás: paquices de África. Madagáscar e Austrália. Springer, Reino Unido.

Xu, J., Song, P., Miller, M. L., Borgese, F., Barone, S. & Riederer, B. (2008). A deleção do transportador de cloreto Slc26a9 causa perda de tubulovesículas nas células parietais e prejudica a secreção de ácido no estômago. Proc. Natl. Acad. Sci, U.S.A. 105, 17955-17960. doi: 10.1073/pnas.0800616105

Yakabi, K., Ro, S. & Onouhi, T. (2006). Histamine mediates the stimulatory action of ghrelin on acid secretion in rat stomach. Dig Dis Sci, 51:1313-1321.

Yamaji, N., Yokoo, Y. & Iwashita, T. (2007). Determinação estrutural de dois compostos activos que se ligam ao recetor muscarínico M-3 na cerveja. Alcohol Clin Exp Res, 31, S9-S14.

Yao, X. & Forte, J. G. (2003). Biologia celular da secreção ácida pela célula parietal. Annu. Rev. Physiol, 65: 103-131. doi: 10.1146/annurev.physiol.65.072302.114200

Zagga, A. I., Abduljabbar, I. A., Garko, M.B.A., Tsoho, B. & Gbande, S. (2018). Composição fitoquímica de extratos de folhas de Adansonia digitata L.. Actas da 6ª Conferência sobre Biodiversidade do NSCB, 300 - 304pp.

Zavros, Y., Rathinavelu, S., Kao, J. Y., Todisco, A., Del Valle, J. & Weinstock, J. V. (2003). O tratamento da gastrite por Helicobacter com IL-4 requer somatostatina. Proc. Natl. Acad. Sci, 100, 12944-12949. doi: 10.1073/pnas.2135193100

APÊNDICE

BIOGRAFIA DO AUTOR

O meu nome é Aliyu Abdullahi Isyaku, nasci e cresci no Estado de Kano, na Nigéria, onde obtive os meus estudos primários e secundários. Obtive a minha licenciatura (Hons) em fisiologia humana na Universidade Ahmadu Bello de Zaria, no Estado de Kaduna, na Nigéria, em 2015. Fiz o meu serviço nacional obrigatório de um ano, ou seja, o programa do Corpo Nacional de Serviço da Juventude (NYSC), onde trabalhei como professor de sala de aula e, a partir daí, desenvolvi um grande interesse pela academia e pela investigação. Obtive o meu mestrado em fisiologia humana na Universidade Bayero de Kano, na Nigéria, em 2023. Leccionei em várias escolas, desde escolas secundárias a instituições de tecnologia da saúde. Atualmente, sou instrutor académico (professor) na Faculdade de Ciências da Saúde e Ciências da Enfermagem, Departamento de Fisiologia Humana da Universidade Americana Maryam Abacha da Nigéria, em Kano.

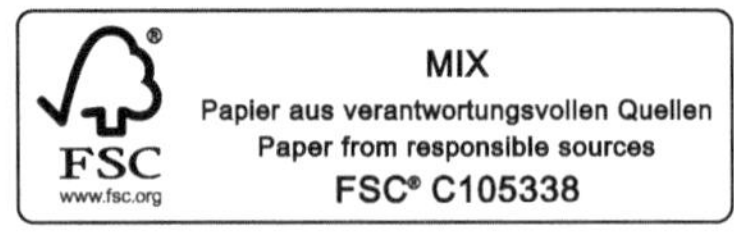

Printed by Books on Demand GmbH, Norderstedt / Germany